MW01130273

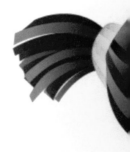

La nueva sonrisa de Jack

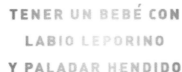

TENER UN BEBÉ CON LABIO LEPORINO Y PALADAR HENDIDO

ESCRITO POR
Ruth Trivelpiece, MEd
Suzanne West, MSN
Jennifer Rhodes, MD

ILUSTRACIONES DE
Brooke Fetissoff

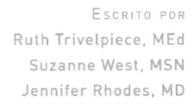

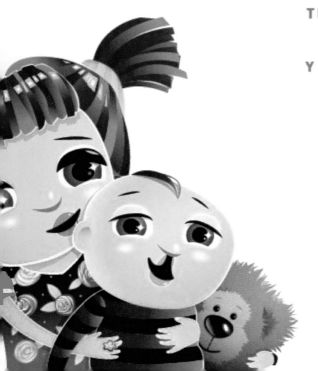

Copyright © 2017 por Ruth Trivelpiece, Suzanne West, Jennifer Rhodes y Brooke Fetissoff.

Todos los derechos reservados.

DEDICATORIA

Este libro ha sido posible gracias a la generosa donación de Elizabeth Paull en honor de su tío William Adolph Paull. El Sr. Paull nació con labio leporino y paladar hendido durante la Gran Depresión. Los niños nacidos en ese tiempo no recibían el cuidado que reciben los niños de hoy. Es el deseo de la Sra. Paull que todos los niños nacidos con una hendidura se desarrollen plenamente.

AGRADECIMIENTOS

Quisiéramos agradecer a Children's Hospital Foundation y a Children's Hospital of Richmond de Virginia Commonwealth University su apoyo y colaboración con el Centro de Cuidado Craneofacial.

Nuestro sincero agradecimiento a Brooke, nuestra increíble ilustradora, que ha creado imágenes hermosas y nos ha inspirado con su creatividad, imaginación y dedicación a este libro.

Nuestra gratitud a Pilar García y Harper Lorencki por la traducción de este libro al español. Les agradecemos su tiempo y contribución profesional.

INTRODUCCIÓN

Este libro está escrito para los hermanos y hermanas de un recién nacido con labio leporino/paladar hendido. También está pensado para los niños nacidos con una hendidura, para ayudarles a aprender sobre sí mismos. A los niños les puede costar entender porqué ellos, o el nuevo bebé de su familia, tienen una hendidura. El propósito de este libro es ofrecer algunas respuestas a las preguntas que los niños no saben cómo formular.

Esperamos que al leer este cuento, su hijo aprenda que tener una hendidura no es nada malo ni debería darle miedo. Su familia es como cualquier otra familia, solo que tendrá más visitas al doctor, especialmente el primer año de vida.

Si su hijo o recién nacido tiene labio leporino sin paladar hendido, o paladar hendido solamente, explíqueselo mientras le lee el libro. No dude en utilizar este libro como punto de partida para una conversación más profunda con niños mayores.

Te presento a mi nuevo hermanito, Jack.

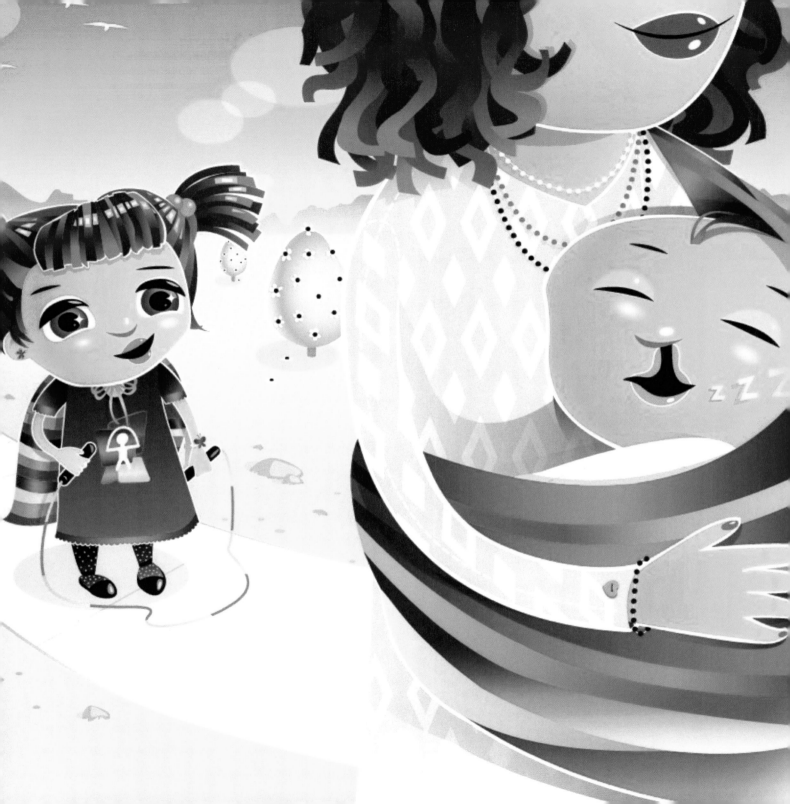

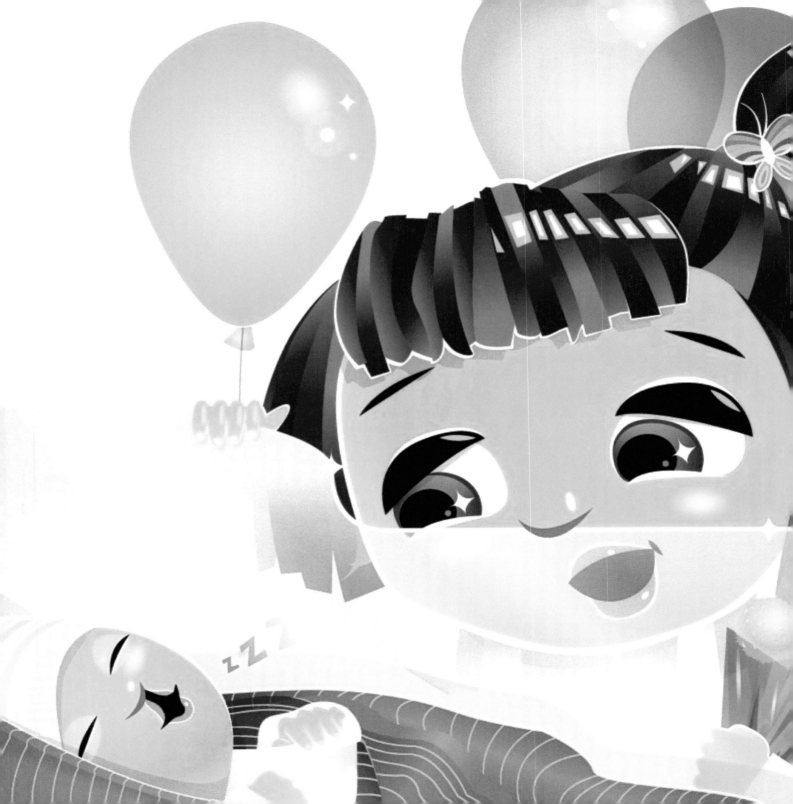

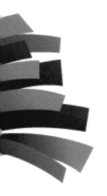

Cuando lo vi la primera vez,

le pregunté a mi mamá...

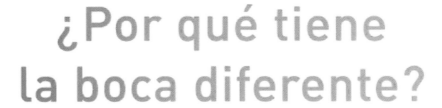

¿Por qué tiene
la boca diferente?

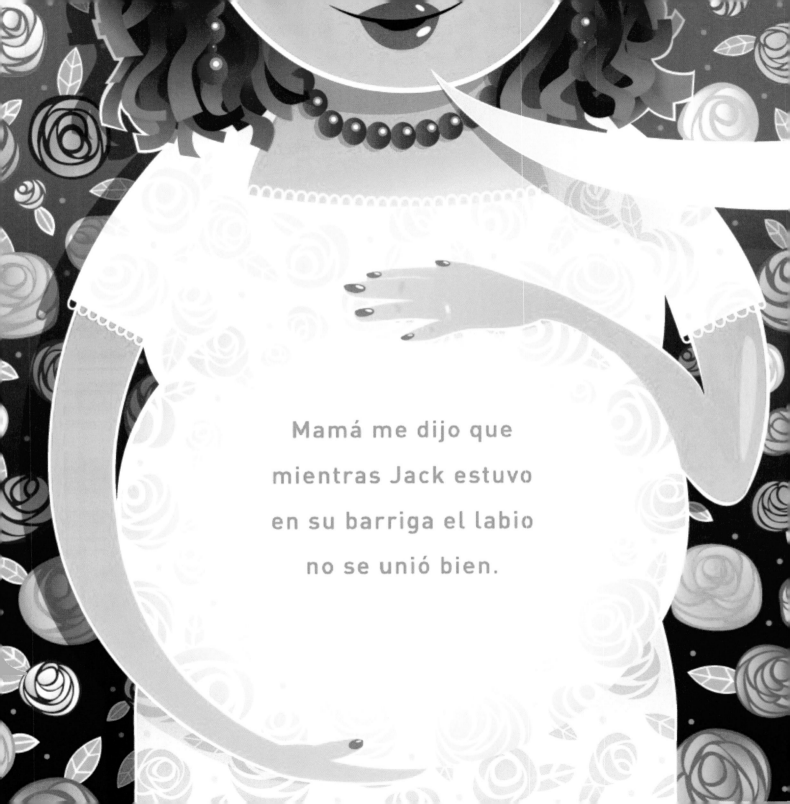

Mamá me dijo que mientras Jack estuvo en su barriga el labio no se unió bien.

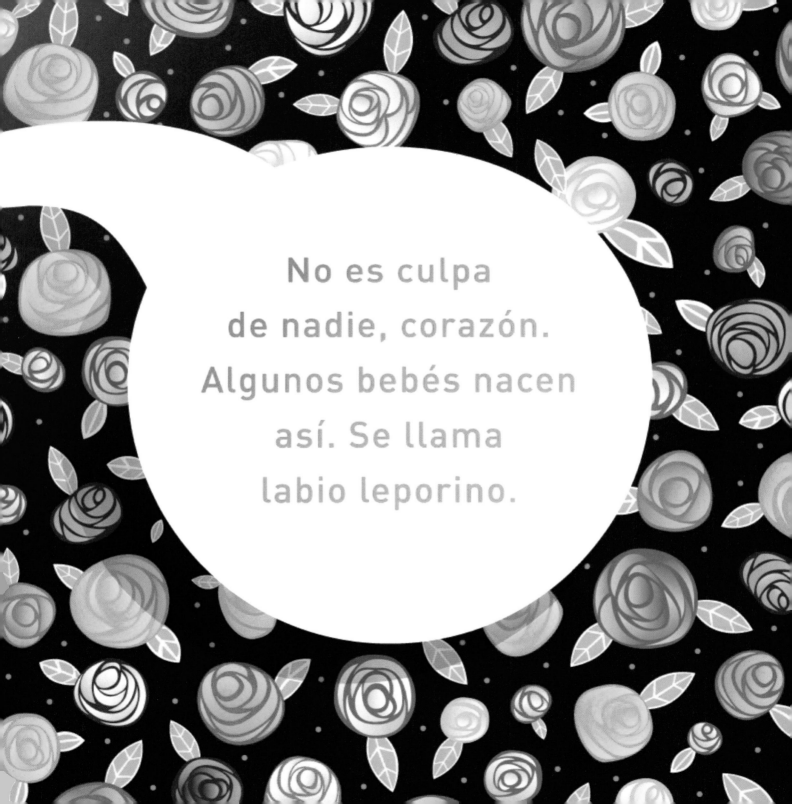

No es culpa
de nadie, corazón.
Algunos bebés nacen
así. Se llama
labio leporino.

Si miras adentro de la boca, puedes ver un hueco en la parte de arriba. Se llama *paladar hendido*.

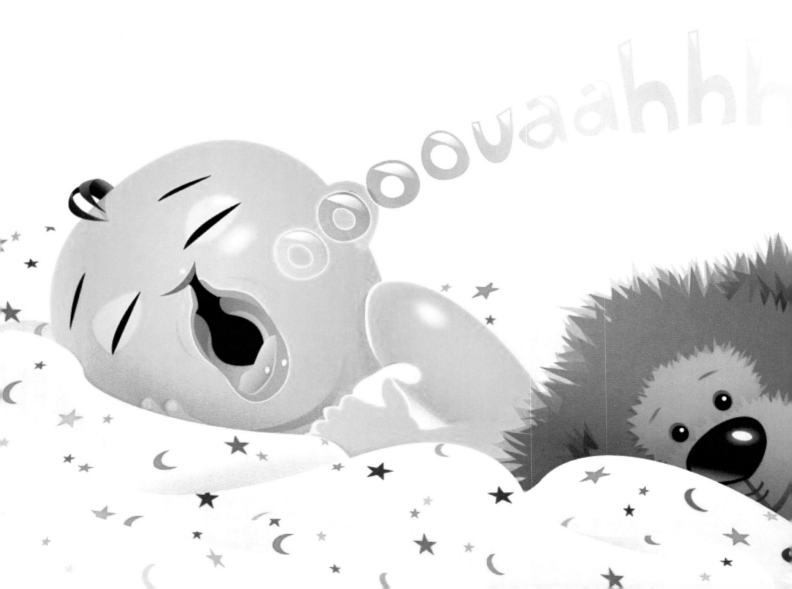

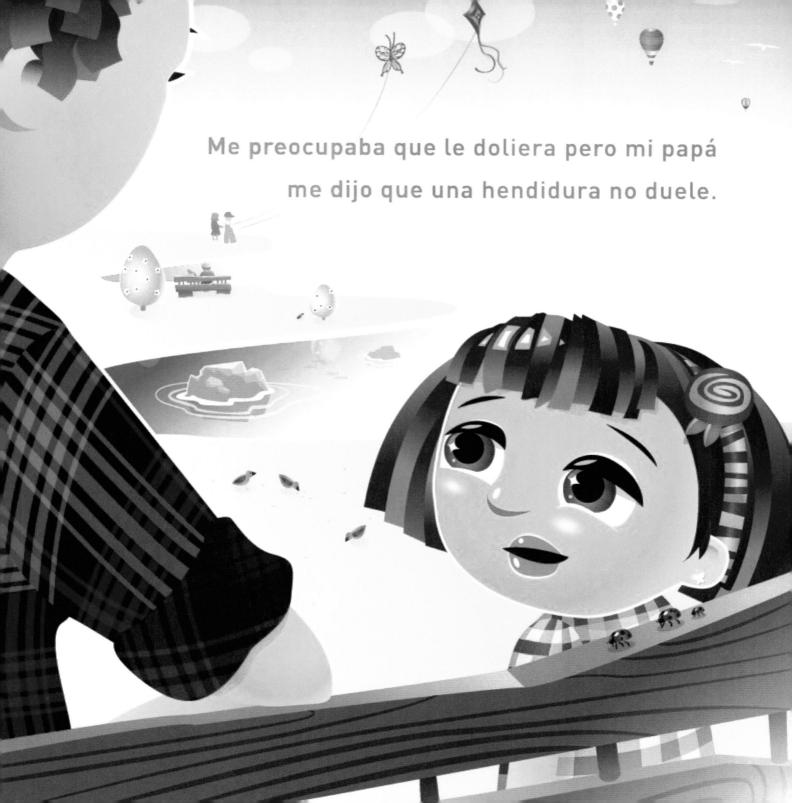

Me preocupaba que le doliera pero mi papá
me dijo que una hendidura no duele.

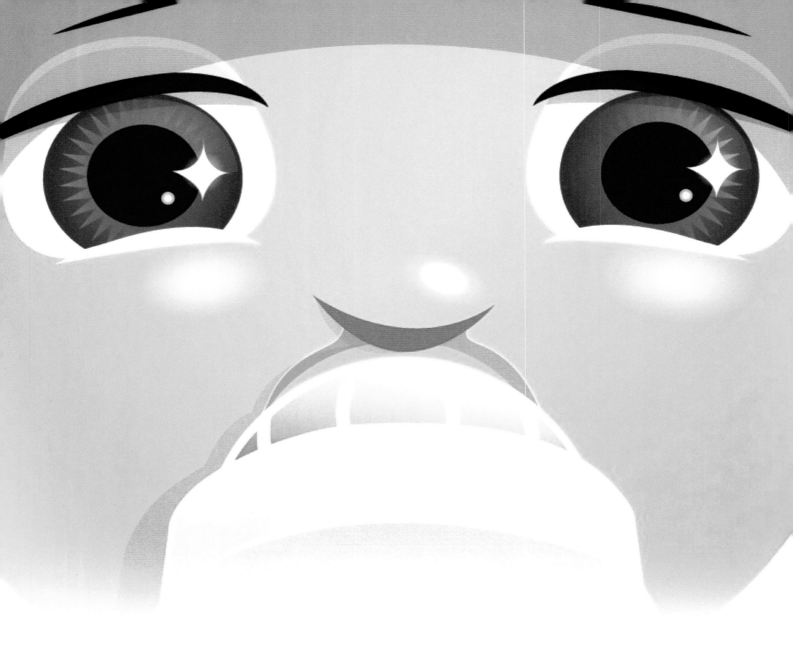

Jack tiene biberones **especiales** para ayudarle a beber.

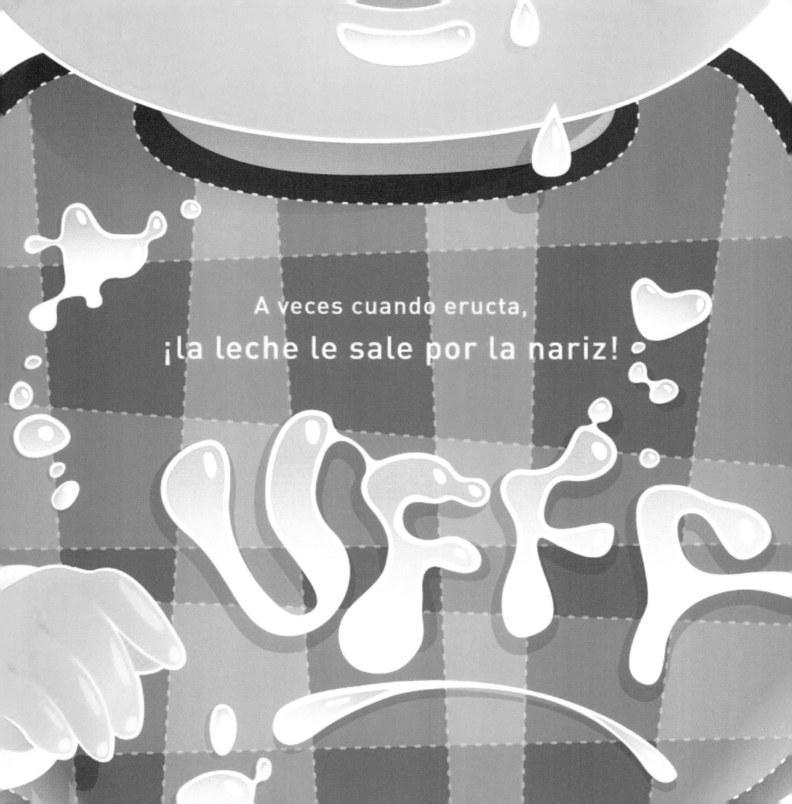

A veces cuando eructa,
¡la leche le sale por la nariz!

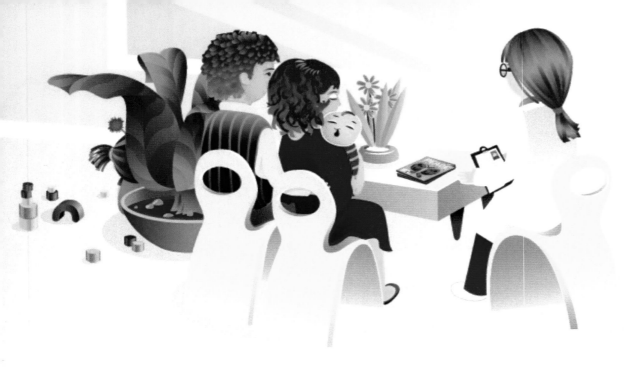

Hoy fuimos al hospital y conocimos a la nueva doctora de Jack. Mamá y papá hablaron con ella mucho tiempo mientras yo jugaba con los **bloques**.

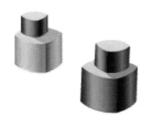

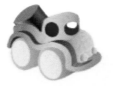

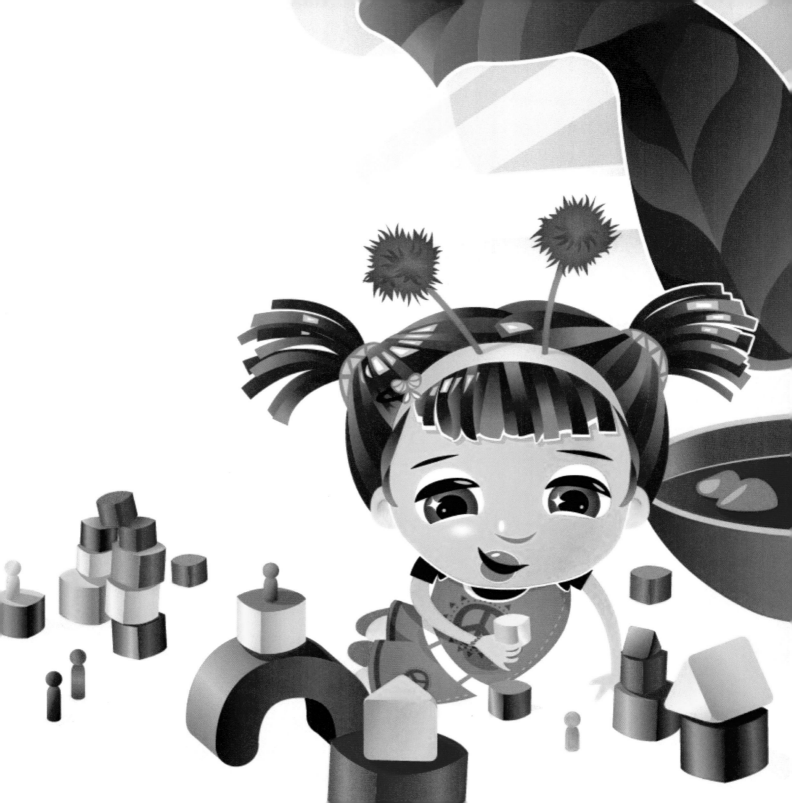

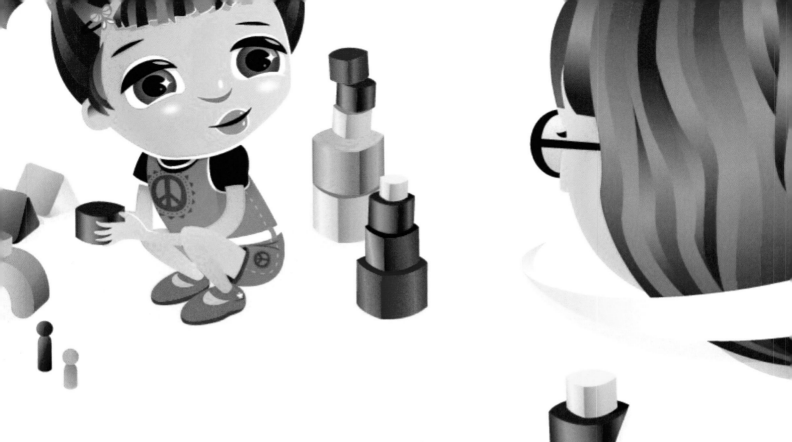

La doctora fue muy amable.
Me habló sobre el arreglo del
labio de Jack. Se llama
cirugía.

Arreglaré el labio de Jack. No le va a doler. Los doctores le darán medicinas para que se duerma hasta que termine la cirugía.

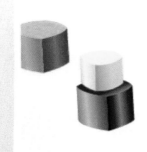
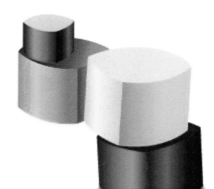

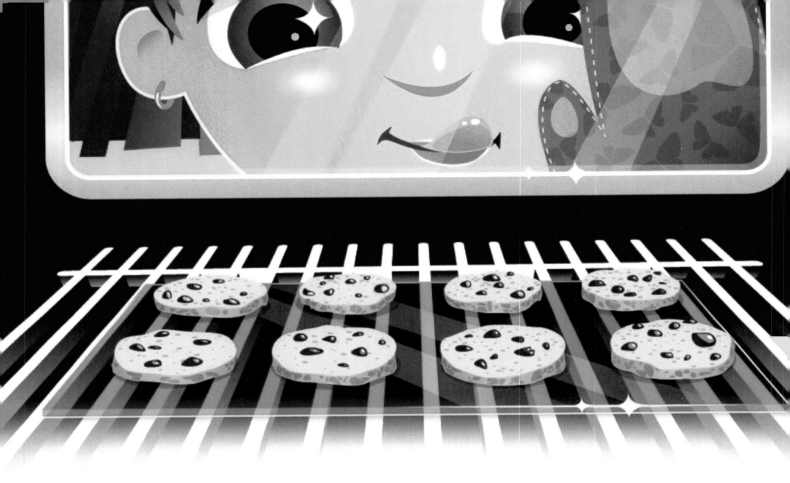

Mamá y papá llevaron a Jack al hospital.

Se quedaron con él para que no tuviese miedo.

El abuelo y la abuela vinieron a mi casa.

¡Hicimos galletas!

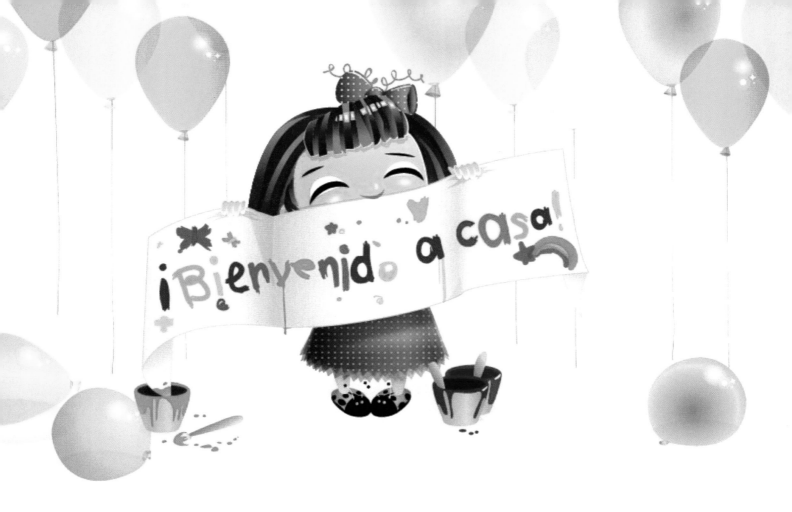

No podía esperar más a que regresaran a casa.

¡Mira el cartel que hice para Jack!

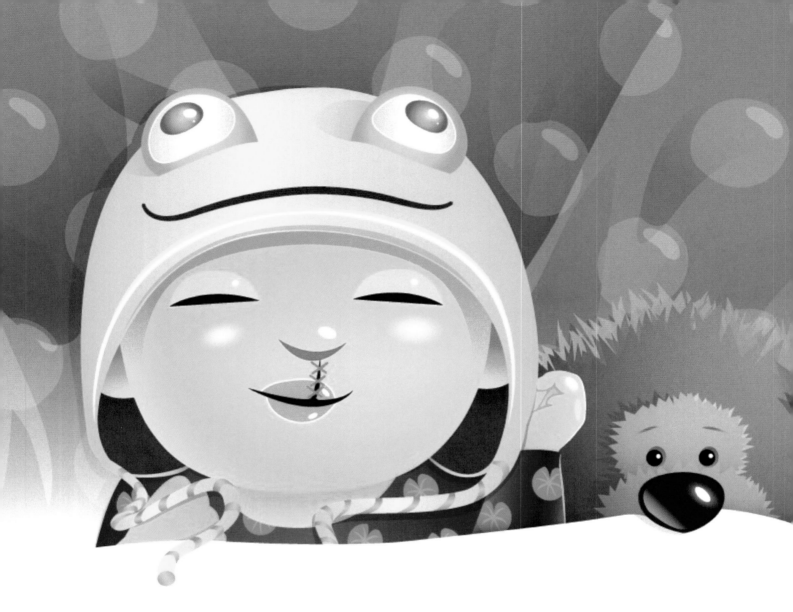

Después de la cirugía, ¡el labio de Jack se parecía mucho al mío!
Todavía tiene el paladar hendido. Mamá dice que necesitará
otra cirugía para arreglarlo cuando sea más grande.

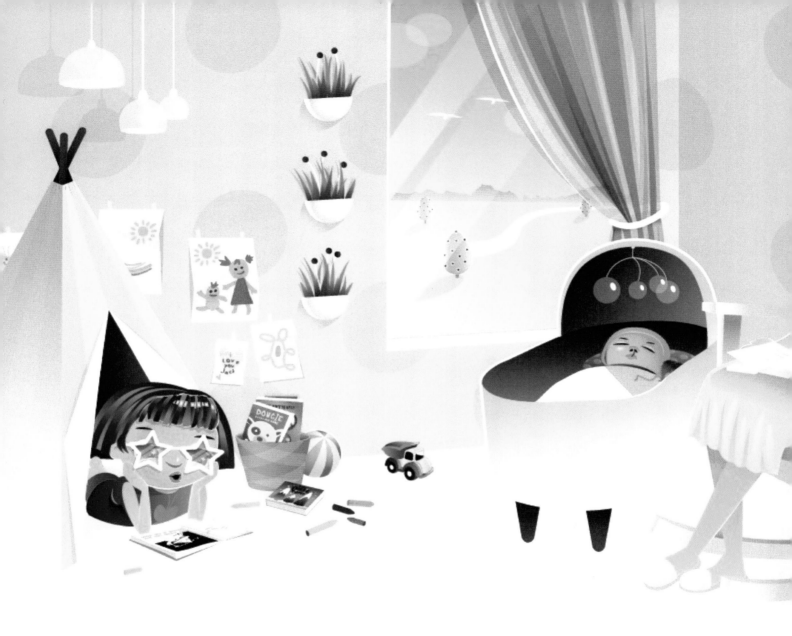

Tuve que tener cuidado con Jack por
UNA SEMANA ENTERA después de regresar a casa.

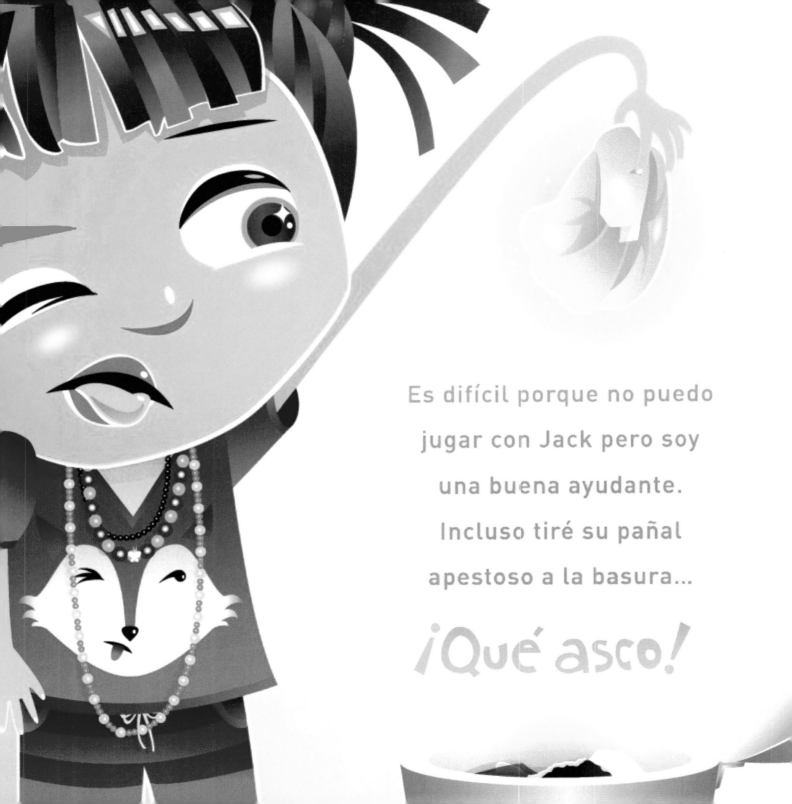

Es difícil porque no puedo jugar con Jack pero soy una buena ayudante. Incluso tiré su pañal apestoso a la basura...

¡Qué asco!

He sido una hermana
mayor tan buena que
papá me sorprendió con
un viaje al zoológico.
¡Me reí muchísimo
con los monos!

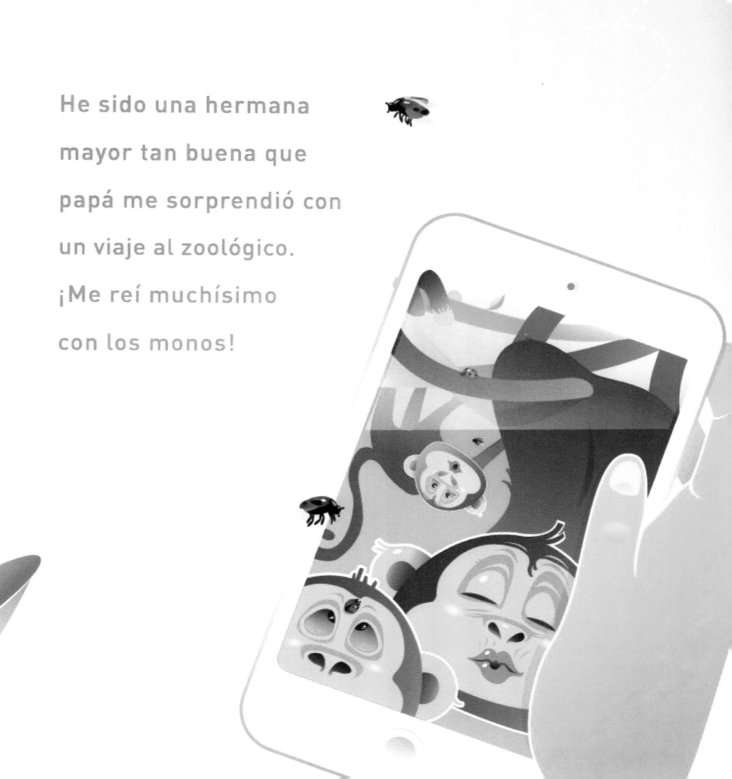

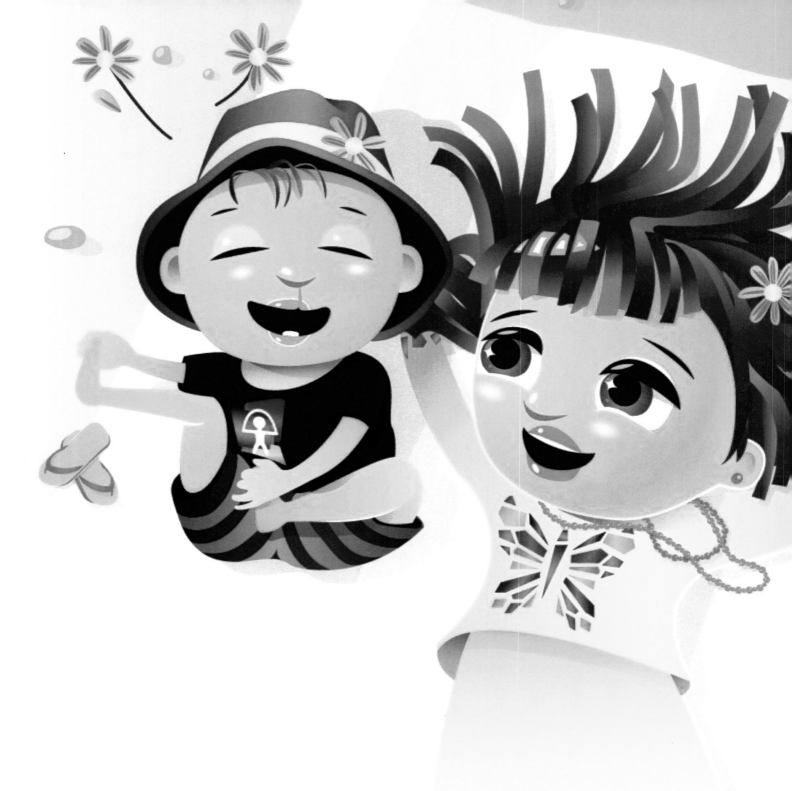

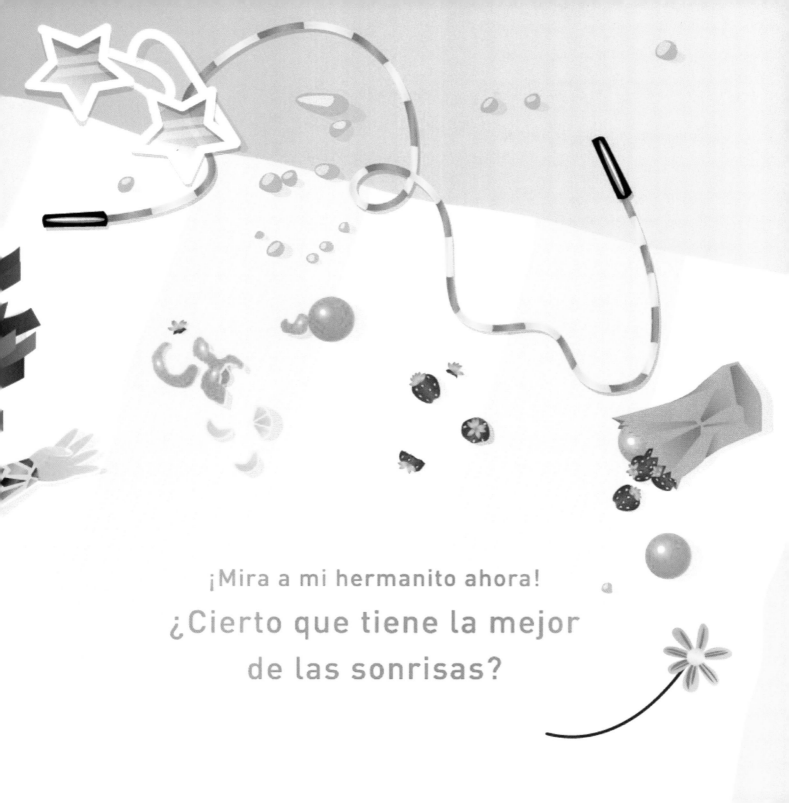

¡Mira a mi hermanito ahora!
¿Cierto que tiene la mejor
de las sonrisas?

INFORMACIÓN PARA LAS FAMILIAS

¿Qué es el labio leporino/paladar hendido?

El labio leporino y/o paladar hendido es una de las diferencias más comunes que se dan en el nacimiento. En los Estados Unidos uno de cada 600 niños nace con una hendidura. El labio leporino es una abertura o separación en el labio. Puede presentarse en cualquier lado o en ambos lados del labio. Tener un labio leporino también cambia el aspecto de la nariz. El paladar hendido es una abertura en el techo de la boca. La hendidura se produce durante los primeros meses del embarazo. Muchas veces no se conocen las razones pero generalmente no es algo que hayan hecho mal los padres. Hay muchas causas posibles para las hendiduras y las investigaciones nos están ayudando a aprender más.

¿Se puede arreglar una hendidura?

El labio leporino se arregla con una cirugía en los primeros meses de vida. El paladar hendido puede ser reparado unos meses después, alrededor de un año . El momento de la cirugía depende de la salud de su bebé y del doctor que la realice. Usted debería sentirse cómodo con su cirujano y no tener miedo de hacer muchas preguntas.

¿Podrá comer mi bebé?

Si su bebé tiene solamente el labio leporino, la alimentación normalmente no es un problema. Un bebé con el paladar hendido puede tener más problemas con la alimentación y puede necesitar biberones y tetinas especiales. Un especialista que trabaja con el equipo craneofacial le puede ayudar con la alimentación de su bebé. Es importante buscar ayuda lo más pronto posible después del nacimiento de su bebé.

¿Tendrá problemas mi bebé al aprender a hablar?

El lenguaje generalmente no es un problema si su bebé tiene solamente un labio leporino. Si su hijo tiene el paladar hendido, después de la reparación, un terapeuta del habla hará un seguimiento del desarrollo del lenguaje de su hijo. Algunos niños nacidos con paladar hendido necesitarán terapia del habla. Algunos podrían requerir otra cirugía para mejorar el habla.

¿Afectará a los dientes de mi bebé la hendidura?

El labio leporino puede afectar el labio solo o puede entrar en la encía. Un bebé que tiene una hendidura en la encía superior probablemente tenga que consultar con especialistas dentales. Todos los niños deben ver a un dentista para mantener los dientes limpios y saludables.

¿Cómo puedo asegurarme de que mi bebé recibe el cuidado apropiado?

El mejor cuidado para su bebé es el que tiene con un equipo de cuidado craneofacial experto. Los proveedores de este equipo multidisciplinario trabajan juntos de manera coordinada. Su hijo tendrá que consultar durante su desarrollo a muchos especialistas . Esto incluye a los especialistas en cirugía plástica, terapia del habla y del lenguaje, exámenes del oído, pruebas de audición y cuidado dental, además de tratamiento de ortodoncia. El equipo craneofacial trabajará con usted para asegurarse de que, juntos, tomarán las decisiones mejores para su hijo.

Para más información sobre el labio leporino y el paladar hendido, contacte:

Cleft Palate Foundation
800.24.CLEFT
info@cleftline.org
www.cleftline.org

Center for Craniofacial Care
www.craniofacial.vcu.edu
804.828.3042

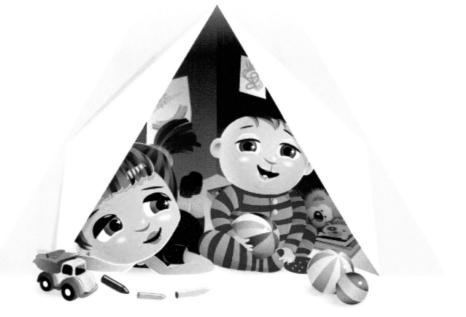

SOBRE LOS AUTORES

Ruth M. Trivelpiece, MEd, CCC-SLP es patóloga de habla/lenguaje, coordinadora del programa del Center for Craniofacial Care & Vascular Birthmark Clinic en Children's Hospital of Richmond en Virginia Commonwealth University. Miembro activo de la Asociación Americana del Paladar Hendido y Craneofacial (American Cleft Palate-Craniofacial Association) ha trabajado más de 30 años con niños y familias con diferencias craneofaciales. Ruth es reconocida a nivel nacional por su experiencia con cuestiones relacionadas con el habla y lenguaje en el área craneofacial y la alimentación, la importancia de recibir la atención de un equipo y la concienciación sobre la salud.

Suzanne N. West, MSN, MSLS, BS, RN es enfermera especializada en medicina familiar. Obtuvo su maestría en ciencia bibliotecaria por la Universidad Clarion de Pennsylvania, su licenciatura en ciencias de enfermería en Virginia Commonwealth University, y su maestría en ciencias con concentración en enfermería especializada en Virginia Commonwealth University. Le gusta combinar su experiencia en educación con la promoción de la información y la educación sobre las condiciones de salud.

Jennifer L. Rhodes, MD, FAAP, FACS es profesora asociada de cirugía y pediatría en Virginia Commonwealth School of Medicine. La doctora Rhodes es cirujana plástica certificada en Children's Hospital of Richmond en VCU donde es la directora médica de Center for Craniofacial Care and Vascular Birthmark Clinic. Obtuvo su título en medicina en University of Pennsylvania. Completó su residencia de cirugía general en St. Vincent's Hospital & Medical Center, su residencia de cirugía plástica en Montefiore Medical Center, y la beca de investigación y capacitación craneofacial con Jeffrey Fearon, MD, en The Craniofacial Center en Dallas, Texas. Es miembro de American Society of Plastic Surgeons (la Asociación de Cirujanos Plásticos de los Estados Unidos), International Society of Craniofacial Surgery (la Asociación Internacional de Cirugía Craneofacial), American Cleft Palate-Craniofacial Association (la Asociación Americana del Paladar Hendido y Craneofacial), y American Academy of Pediatrics (la Academia Americana de Pediatría). La doctora Rhodes está comprometida a cuidar a los niños y sus familias, centrándose en el cuidado relacionado con las condiciones que tienen a lo largo de sus vidas.

Brooke D. N. Fetissoff es artista en diferentes medios. Ser parte de este libro ha sido un sueño hecho realidad. Su próximo proyecto es ilustrar otros libros para niños y contribuir a construir un mundo de paz.

Made in the USA
Monee, IL
11 October 2020

44722153R00021